AF311350

NOUVELLES RECHERCHES

PROPRES A PROUVER LA TERMINAISON

DU

RHUMATISME ARTICULAIRE AIGU

PAR LA SUPPURATION,

PAR M. LE PROFESSEUR BOUILLAUD.

Extrait de l'Expérience des 8 et 15 novembre 1838.

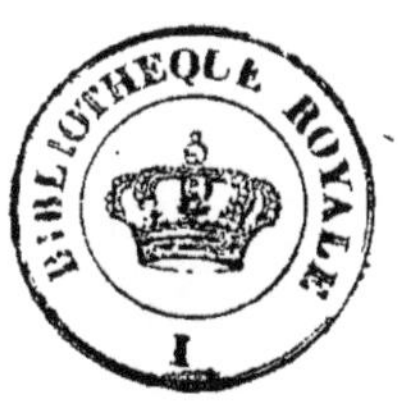

PARIS,

IMPRIMERIE ET FONDERIE DE FÉLIX LOCQUIN ET Cⁱᵉ.,
16, rue Notre-Dame-des-Victoires.

1838.

NOUVELLES RECHERCHES

PROPRES A PROUVER

QUE

LE RHUMATISME ARTICULAIRE AIGU

PEUT SE TERMINER PAR LA SUPPURATION.

Dans un ouvrage assez récemment publié sur le rhumatisme (1), comme dans sa *Dissertation inaugurale* sur le même sujet, M. Chomel conteste au rhumatisme articulaire aigu la terminaison par suppuration. En admettant qu'il pût en effet se terminer ainsi, M. Chomel eût renversé de fond en comble l'opinion qu'il professe sur la nature du rhumatisme, savoir que cette maladie a *une nature propre et spécifique, qu'elle ne doit pas être rangée parmi les phlegmasies proprement dites, qu'il faut regarder les rhumatismes comme des maladies* sui generis, *et en faire une classe à part en nosologie.* (LEÇONS *sur le rhumat., etc.,* p. 136 et suiv.)

Dans l'ouvrage cité, on a glissé très légèrement sur les faits que j'avais rapportés dans mes *Nouvelles recherches sur le rhumatisme articulaire aigu,* etc., pour démontrer la réalité de la terminaison de cette maladie par suppuration; et bien qu'on prétende avoir fait d'immenses recherches dans les recueils périodiques et dans les auteurs, on n'a trouvé aucun cas de ce genre de terminaison.

Aux faits que j'avais déjà cités, j'en ajouterai quelques autres fort importans dans les recherches que je publie, et je ne doute point que je n'en eusse trouvé plus encore si le temps m'eût permis de feuilleter d'autres journaux et d'autres recueils d'observation. Je m'en réfère à cet égard au savant rédacteur de ce journal, dont je regrette, en cette occasion comme en bien d'autres, de ne pas posséder la vaste érudition.

Quoi qu'il en soit, je diviserai ces recherches en deux articles.

(1) Leçons sur le rhumatisme et la goutte , faites à l'Hôtel-Dieu par le professeur A. F. Chomel; recueillies et publiées par A. P. Requin, D. M. P., etc. — Paris, 1837.

Dans le premier je rapporterai les faits; dans le second j'examinerai la discussion de M. Chomel et de son collaborateur, au sujet du mode de terminaison qui nous occupe.

ARTICLE PREMIER. *Relation de cas de rhumatisme articulaire aigu terminé par suppuration.*

Je rapporterai d'abord les cas les plus détaillés, et je finirai par ceux qui malheureusement sont plutôt indiqués que décrits.

§ 1. *Première catégorie de cas.*

OBS. I. Nous commencerons par une observation qui a été recueillie en 1830, à l'Hôtel-Dieu, dans le service de M. Chomel, et qui, si elle ne prouve pas *d'une manière assez claire* la terminaison par suppuration, prouvera du moins que dans le cas dont il s'agit *le rhumatisme articulaire était bien une inflammation siégeant principalement dans les synoviales, et que cette maladie est au nombre de celles sur lesquelles l'anatomie pathologique nous apprend quelque chose de certain,* bien que M. Chomel enseigne le contraire.

Rhumatisme articulaire général aigu. — Administration du tartre stibié à haute dose. — Mort. — Épanchement d'une synovie trouble, jaunâtre, etc; rougeur des synoviales.

« La femme F....., âgée de trente six ans, domes-
» tique, d'une bonne constitution, habituellement
» bien portante, fut admise dans les salles de la cli-
» nique (Hôtel-Dieu, M. Chomel), le 3 novembre

» 1830. Malade depuis huit jours, elle se plaignait
» de douleurs aiguës, intolérables, dans toutes les
» articulations , mais en particulier dans celles des
» épaules et des genoux. Elle couchait depuis un
» mois dans une chambre humide et froide, et rap-
» portait elle-même ses douleurs à cette cause. Le
» pouls était élevé, dur et fréquent; les règles
» avaient paru il y avait quinze jours. On prescrivit
» une forte saignée, des boissons rafraîchissantes.
» Le lendemain il n'y avait nul amendement dans
» les douleurs, mais la réaction fébrile avait dimi-
» nué. (Diète, repos, chaleur du lit.)

» Le 6 novembre (onzième jour à dater de l'inva-
» sion), le pouls n'offrait pas de résistance, les dou-
» leurs étaient si fortes que la malade, immobile et
» raide dans son lit comme une statue, ne pouvait
» faire un mouvement sans crier. On jugea que
» c'était le cas d'employer le tartre stibié à hautes
» doses : on en prescrivit six grains dans une potion
» diacodée; la tolérance s'établit parfaitement. Le
» lendemain, la malade, qui avait pris toute sa po-
» tion, n'avait eu que deux selles, sans aucun vo-
» missement; les urines, les sueurs, n'avaient pas
» notablement augmenté. On prescrivit de nouveau
» huit grains d'émétique pour les vingt-quatre
» heures; il n'y eut encore à la suite de leur admi-
» nistration ni vomissemens, ni selles trop copieuses,
» seulement il y eut des sueurs la nuit, durant deux
» heures. La malade, le 8 novembre, disait être sou-
» lagée de ses douleurs. On ne prescrivit que six
» grains de tartre stibié, l'effet en fut le même que
» le jour précédent.

» Le 9, on prescrivit des boissons sudorifiques, et
» on chercha à favoriser la transpiration, en plaçant
» la malade entre deux couvertures de laine duran
» deux heures. Le soir des vomissemens bilieux sur-
» vinrent pour la première fois. La malade n'avait
» pris aucun aliment.

Le 10, les douleurs avaient quitté les articula-
» tions, et la malade se plaignait de coliques et de
» nausées (20 *sangsues sur l'abdomen*, le pouls
» n'offrant que peu de résistance).

» Le 11, les traits étaient tirés, les douleurs abdo-
» minales exaspérées. Il y avait eu, depuis la veille,
» d'abondantes évacuations alvines. On crut à la
» métastase de l'affection rhumatismale sur le canal
» intestinal; on prescrivit des cataplasmes vinaigrés
» sur les articulations primitivement malades.
» Quelques instans cette médication parut agir
» avec efficacité; mais la résistance vitale était
» épuisée, et la mort arriva à sept heures du soir. »

Autopsie. « La muqueuse intestinale était pâle
» dans toute son étendue, plus pâle même que dans
» l'état ordinaire... Seulement les follicules sous-
» muqueux, les glandes de Brunner, offraient un
» développement remarquable. Dans presque toute
» la longueur de l'intestin grêle, ils s'élevaient
» comme des grains de chenevis, ou plutôt comme
» les petites pustules d'une variole au début; nul
» d'entre eux n'offrait d'ulcérations. La muqueuse
» qui les recouvrait nous parut amincie..... Vers le
» cœur existaient des traces de phlogose, qu'il faut
» noter.

« Le péricarde contenait deux à trois cuillerées
» de sérosité légèrement trouble. Sa membrane in-
» terne, de même que la séreuse qui se développe
» sur le cœur, étaient légèrement rosées et injec-
» tées. La dernière offrait, en plusieurs points dis-
» séminés, de ces petites plaques blanchâtres, semi-
» cartilaginiformes ou albumineuses, que l'on y
» rencontre quelquefois, sans traces d'injection....
» On ne crut pas que ce fut là la cause première et
» principale de la mort.

» *Les articulations présentèrent des traces d'in-*
» *flammation bien caractérisées. Toutes les sé-*
» *reuses articulaires étaient remplies d'une syno-*
» *vie épaisse, jaunâtre, trouble, gluante, sem-*
» *blable à de l'huile concrète, ou mieux au fluide*
» *spermatique, si l'on suppose celui-ci coloré en*
» *jaune. Les synoviales étaient , en plusieurs*
» *points, d'un rouge plus ou moins vif. D'un*
» *côté, c'étaient de petites plaques roses ; ail-*
» *leurs, la couleur était foncée, mais nulle*
» *part on ne pourait apercevoir de traces de*
» *vaisseaux , des arborisations proprement*
» *dites. »*
Rien de notable pour les autres organes (1)

Obs. II. *Rhumatisme articulaire aigu. — Péri-*
    cardite, mort. — Flocons albumineux dans

(1) Ce fait, très intéressant sous le rapport des effets du
tartre stibié et des altérations anatomiques, nous prouve
encore combien M. Chomel était loin de se douter de la
loi de coïncidence de la péricardite avec le rhumatisme
articulaire aigu, en 1830, puisque chez cette malade
il n'examina jamais la région précordiale pendant la vie;
et combien il pensait moins encore à l'endocardite rhumatismale puisqu'il n'ouvrit point les cavités du cœur,
lors de l'autopsie cadavérique.

Ces réflexions appartiennent à mon excellent ami,
M. le docteur Henroz, qui a bien voulu me communiquer
cette observation, extraite du 38° volume du *Journal complémentaire* (pag. 428 et suiv.)

J'ajouterai qu'après avoir méconnu la coïncidence du
côté du cœur, par une erreur contraire, on crut à *une
métastase sur le canal intestinal*, qui n'existait pas.

les deux articulations radio-carpiennes. — Traces de péricardite récente (t).

Virginie Gobelin, âgée de 22 ans, née d'une mère rhumatisante, éprouva, à l'âge de 11 ans, *une première atteinte de rhumatisme articulaire qui la retint au lit pendant six semaines.*

Le 17 septembre 1834, nouvelle attaque de rhumatisme articulaire aigu.

22. Entrée dans le service de M. Guersent.

23. Gonflement sans rougeur des articulations tibio-tarsiennes ; accidens du côté du cœur.

24. *L'articulation scapulo-humérale se prend.*

26. *Extension du rhumatisme à de nouvelles articulations.*

30. Cessation des douleurs articulaires (*vésicat. ur l'articulation du coude, dans le but de fixer l'affection rhumatismale*).

3 octobre, mort.

Autopsie cadav., 24 heures après la mort. *Les deux articulations radio-carpiennes contiennent des flocons albumineux, sans aucune goutte de liquide. La synoviale est sèche et sans rougeur.* — Traces de péricardite récente, telles que fausses membranes molles, etc.

Obs. III. *Rhumatisme articulaire aigu généralisé avec fièvre des plus intenses, à la suite d'un refroidissement. — Plusieurs saignées qui fournissent une très belle couenne inflammatoire. — Mort. — Grande quantité d'un pus jaune et bien lié dans la capsule des articulations fémoro-tibiales ; rougeur et épaississement de la synoviale. — Phlébite de la saphène interne, etc. (2).*

Périnet, âgé d'environ 30 ans, soldat, d'un tempérament bilieux, entra le 30 juillet 1825, à l'hôpital de la garde. Le lendemain, lorsque M. Regnault, médecin en chef de l'hôpital, vit ce malade, il observa les symptômes suivans: céphalalgie, *douleurs vagues* partout le corps, peau brûlante, pouls dur, accéléré (*large saignée du bras ; org miell. ; lav. émoll. ; diète*). — 1er août. Soulagement, mais persistance de la céphalalgie (*vent. scarif. à la nuque*). Le 6, presque plus de fièvre, et convalescence les jours suivans.

Ce soldat mangeait déjà les trois quarts, lorsque le 16, *journée très humide, il s'endormit dans la cour sur un banc de pierre*, et fut pris d'un mouvement fébrile.

17. Fièvre très intense, *douleurs vives, surtout dans les articulations, et plus spécialement dans les genoux ;* peau sèche, brûlante, âcre au toucher; constipation, ventre légèrement sensible. (*sangs. aux genoux, diète, lavem., boiss. délay.*).

18. Persistance des symptômes (*sangs. aux genoux*).

19. Tuméfaction et immobilité du genou gauche (*vent. scarif. sur les côtés de cette articulation*).

20. Persistance des douleurs, pouls très dur et accéléré (*large saignée du bras*).

21. Face vultueuse, peau très chaude, pouls très dur et vribant (*nouvelle saignée.* LA COUENNE QUI LA VEILLE ÉTAIT D'UNE ÉPAISSEUR REMARQUABLE, EST ENCORE PLUS PRONONCÉE.)

A la réunion de ces symptômes, M. Regnault reconnaît, outre le rhumatisme aigu, une inflammation des vaisseaux.

22. Même plénitude et même dureté du pouls ; conjonctive jaune (*foment. sur les genoux ; le reste idem*).

22. Même état (*saignée*).

24. Ictère bien prononcé; d'ailleurs mêmes symptômes ; abdomen non douloureux.

25. Pouls aussi plein et aussi dur que les jours précédens; peau toujours chaude; membres inférieurs étendus immobiles (*saignée*). A quatre heures visage terne, alongé; langue vermeille plutôt que rouge; sorte de mouvement convulsif de la ma-

---

(1) Cette observation, recueillie dans le service de **M. Guersent** et publiée dans la *Lancette française*, a déjà été rapportée par moi dans mon *Traité clinique des maladies du cœur* (obs. 9). J'en ai retranché ici quelques détails, afin de ménager l'espace qui m'est réservé. Il suffit qu'on ne puisse y méconnaître l'existence d'un rhumatisme articulaire aigu (voy. d'ailleurs au besoin cette observation complète dans le *Traité* cité) ; j'ajoute que cette observation, qui avait ainsi reçu une double publicité, a dû être connue de M. Chomel et son collaborateur, lorsqu'en 1837, ils ont publié leur ouvrage sur le rhumatisme. S'ils n'en ont point fait mention, à l'article où ils se sont occupés de la terminaison du rhumatisme articulaire aigu par suppuration et de l'anatomie pathologique de cette maladie, c'est apparemment qu'ils se sont crus *dispensés de discuter les cas que M. Bouillaud cite d'après autrui, et qui, d'ailleurs, ne paraissent pas aussi décisifs qu'il le croit.* (Ouv. cit., p. 259.)

(2) Cette observation a été publiée, par **M. Van de Keere**, en 1825, dans le *Journal universel des sciences médicales*; en 1826, dans mon *Traité clinique et expérimental des fièvres dites essentielles*; en 1835, dans mon *Traité clinique des maladies du cœur.* Il est probable que **M. Chomel et**

son collaborateur ne la connaissaient point, en 1837, sans quoi je suis tenté de croire qu'ils ne se seraient pas dispensés de la discuter, sous prétexte qu'elle a été citée par moi et *qu'elle n'est pas aussi décisive* que je le pense. Cependant on dit avoir « scruté la plupart des auteurs tant anciens que modernes qui ont traité du rhumatisme et de la goutte, et recherché dans les recueils périodiques tout ce qui est relatif à ce sujet. (Préf., p. IV.)

choire inférieure, semblable à celui qu'on observe dans le frisson fébrile, mais sans claquemens de dents; anxiété générale, *pouls dicrote;* peau chaude, moins sèche qu'halitueuse; *fluctuation manifeste dans le genou gauche;* sang de la dernière saignée couvert d'une couenne inflammatoire teinte en jaune (nouvelle saignée).

26. Exaspération des symptômes (*saignée; limon.; lav. d'eau de son, petit lait nitré*). Mort dans la nuit (1).

Autopsie cadavérique, le 28 à 9 heures du matin (2).

UNE GRANDE QUANTITÉ D'UN PUS JAUNE ET BIEN LIÉ DANS LA CAPSULE DES ARTICULATIONS FÉMORO-TIBIALES; ROUGEUR ET ÉPAISSISSEMENT DE LA SYNOVIALE.

Extérieur du cœur d'un jaune pâle; *rougeur foncée de la presque totalité de la membrane interne et des valvules du ventricule gauche;* rougeur un peu moins foncée de la membrane interne de l'aorte; *caillots fibrineux et albumineux dans les cavités du cœur;* rougeur intense de la veine-porte, depuis son embouchure dans le foie jusque dans ses dernières ramifications (une petite quantité de sang noir liquide dans la cavité de ce vaisseau); foie d'un jaune pâle; vésicule de cet organe distendue par une grande quantité de bile, d'un jaune peu foncé. Membrane interne de l'artère crurale, d'un rouge intense. *Saphène interne ouverte dans l'étendue de 3 pouces à la partie moyenne de la jambe, d'un rouge pourpre, épaissie, enflammée dans toute son épaisseur. Tissu cellulaire infiltré de sérosité.*

Adhérences celluleuses dans les deux côtés de la poitrine; engorgement séro-sanguin de la partie postérieure de chaque poumon; deux tubercules suppurés de la grosseur d'une noisette, vers le bord inférieur et à la superficie du poumon droit (3).

Estomac très dilaté par des gaz, d'une rougeur assez vive, et marbré à sa petite courbure, dans l'étendue de 4 à 5 pouces. Première courbure du duodénum d'un gris ardoise. Rougeur par plaques à la fin de l'intestin grêle. Peau sclérotique, et tissu cellulaire, jaunes; muscles d'un rouge brun.

(Rien de notable au cerveau).

Obs. IV. *Rhumatisme articulaire aigu généralisé avec douleurs atroces; fièvre forte; mort. Une grande quantité de pus blanc et bien formé dans toutes les articulations des membres, tant abdominaux que thoraciques, qui avaient été si douloureuses du vivant du sujet, ainsi que sous les aponévroses de la cuisse gauche et sous celle de l'avant-bras gauche* (4).

Pierret, âgé de cinquante-un ans, ouvrier terrassier (autrefois tailleur d'habits), d'un *caractère doux,* d'une constitution bilieuse, entra à la Clinique, le 22 décembre 1798 (1er nivose an VII). Il avait depuis long-temps des *douleurs de rhumatisme* qui ne l'empêchaient point de travailler; il avait une dyspnée habituelle; il éprouvait souvent des battemens de cœur et était extrêmement sujet à contracter des catarrhes pulmonaires. Il existait

tive du système vasculaire, et spécialement des veines. Quelques auteurs, très habiles à manier le sophisme, iront peut-être jusqu'à dire que dans ce cas le pus des articulations n'était point l'effet d'un rhumatisme articulaire mais bien d'une inflammation articulaire qui avait simulé le rhumatisme. Que répondre à de pareils argumentateurs? Qu'on lise attentivement ce fait, qu'on suive la marche de la maladie; qu'on n'oublie pas sous quelle influence elle s'est développée; qu'on rapproche ce cas des faits analogues, et l'objection précédente, assez spécieuse, il est vrai, tombera d'elle même. Il suit de ce fait et de plusieurs autres, que la phlébite est un accompagnement assez ordinaire d'une grande et violente arthrite ou fièvre rhumatismale, et que sa coexistence avec une suppuration des articulations, loin de devoir être considérée comme la preuve que cette suppuration n'est pas l'effet d'un rhumatisme articulaire aigu, est, au contraire, bien souvent un des meilleurs argumens en faveur de ce rapport de causalité.

<hr>

(1) **On** remarquera que, dans tout le cours de la maladie, chez un individu affecté d'un rhumatisme articulaire aigu et chez lequel on diagnostique une inflammation des vaisseaux, *le cœur n'a pas été exploré une seule fois.*

(2) **On** doit regretter que l'ouverture du cadavre n'ait pas été faite à une époque plus rapprochée du moment de la mort. Cependant, les principales altérations trouvées dans le cœur et les vaisseaux sont telles que, rapprochées des symptômes observés pendant la vie, on ne peut guère s'empêcher de les considérer comme provenant réellement d'une angio-cardite. Ce qu'il y a de certain, c'est qu'elles n'étaient pas purement cadavériques: au reste on ne dit point que le cadavre présentât des traces de décomposition putride.

(3) Ces prétendus tubercules suppurés n'étaient probablement que deux de ces foyers purulens, qu'il est si commun de trouver dans les cas de phlegmasie suppura-

(4) Cette observation se trouve dans le *Cours sur les généralités de la médecine pratique,* etc., par I.-J. LEROUX, t. VI, page 185, 1826. Elle a pour titre : *Pneumonie latente. Rhumatisme chronique devenu aigu, ayant produit des dépôts purulens dans les articulations : lésions du cœur.* Le recueil où se trouve cette importante observation, n'est pas, sans doute de ceux qui ont été *scrutés* par le collaborateur de M. Chomel. Ce fait recueilli à la clinique de Corvisart, e-t-il aussi du nombre de ceux qu'on pouvait se *dispenser de discuter* Corvisart se sera-t-il aussi trompé en admettant ici un rhumatisme? Et parce qu'il y avait à la fois suppuration et dans les articulations et sous les aponévroses, c'est à dire parce qu'il y avait à la fois rhumatisme articulaire et rhumatisme musculaire ou cellulo-musculaire, faudra-t-il dire qu'il n'en existait pas du tout?

des signes d'une pleuro-pneumonie (crachats rouillés, point de côté gauche permanent, etc.). De plus, il y avait des douleurs profondes dans les articulations des membres thoraciques et abdominaux (*quinze sangs. sur le côté gauche, un vomitif*). — Point de soulagement notable ; la fièvre continue, *les douleurs de rhumatisme persistent, deviennent atroces, et arrachent au malade des cris perçans.* — Pendant les jours suivans, les symptômes indiqués acquièrent une grande intensité, et le 11 janvier 1799 (23 nivose), le malade mourut comme suffoqué.

Ouverture. Le poumon gauche était presque entièrement hépatisé. — *Le péricarde adhérait au cœur en plusieurs endroits; les deux cavités gauches de cet organe étaient frappées d'anévrysme actif; l'orifice de l'aorte était très dilaté et parsemé de points osseux* (1).

Mais ce qu'il y avait de plus remarquable, c'est que TOUTES LES ARTICULATIONS DES MEMBRES, TANT THORACIQUES QU'ABDOMINAUX, QUI AVAIENT ÉTÉ SI DOULOUREUSES DU VIVANT DU SUJET, CONTENAIENT UNE GRANDE QUANTITÉ DE PUS BLANC ET BIEN FORMÉ. ON EN TROUVA ÉGALEMENT SOUS LES APONÉVROSES DE LA CUISSE GAUCHE ET SOUS CELLES DE L'AVANT-BRAS GAUCHE.

OBS. V.—*Rhumatisme articulaire aigu généralisé; plus tard, métro-péritonite à la suite d'avortement. — Mort. — Quantité considérable de pus dans l'articulation fémoro-tibiale gauche; cartilages ramollis; fibro-cartilages détruits sur quelques points; capsule d'un rouge foncé, recouverte de fausses membranes; altérations analogues dans les deux articulations tibio-tarsiennes. — Pas de pus dans la matrice, ni dans les veines de cet organe* (2).

« Villamé (Thérèse), âgée de 27 ans, cuisinière, » exposée à l'humidité et aux vicissitudes atmo-» sphériques, enceinte de cinq mois, commence, le » 27 janvier, à éprouver des douleurs dans les » hanches, suivies de frisson. Les genoux, les pieds » et les poignets se prennent successivement, et » la malade entre dans le service de M. Piorry » (n° 66, salle Saint-Joseph). Le 1ᵉʳ février, on » constate une tuméfaction, avec chaleur et rougeur, de presque toutes les articulations, et une » hydarthrose du genou gauche.

» On a prescrit plusieurs saignées pendant les » jours suivans, et deux seulement ont été faites, » à plusieurs jours de distance (par erreur ou » négligence). La malade resta dans un état à peu » près stationnaire jusqu'au 6 mars, où elle accoucha d'un enfant mort.... Des symptômes de mé-» tro-péritonite se déclarent, et la malade succombe, le 9 mars, à huit heures du soir.

» *Aut. cadav.* — L'articulation fémoro-tibiale » gauche présente, à l'extérieur, une tuméfaction » des plus remarquables. A l'ouverture, il s'en » écoule une quantité considérable de pus ayant » les caractères les plus tranchés, et il en reste » encore deux cuillerées. Les cartilages sont » ramollis, les fibro-cartilages détruits sur quelques points. La capsule elle-même présente une » couleur rouge foncée; des fausses membranes » existent à sa surface. Des altérations analogues » se rencontrent à un degré plus ou moins élevé » dans les deux articulations tibio-tarsiennes. — » L'intérieur du vagin contient une sérosité rougeâtre, mêlée de pus. La surface interne de la » matrice est un peu ramollie. Pas de pus dans sa » substance; les veines de la matrice et la veine » cave n'en offrent pas non plus. » (*Journal hebdom.*, 12 avril 1834.)

OBS. VI, VII et VIII. Dans son grand ouvrage sur *l'Anatomie pathologique du corps humain*, M. le professeur Cruveilhier a consigné trois observations détaillées de *rhumatisme puerpéral des muscles et des synoviales* (3), terminé par sup-

---

(1) De pareilles lésions chez un individu qui avait été long temps tourmenté d'un rhumatisme, seraient aujourd'hui, avec assez de probabilité, je crois, rapportées à une endo-péricardite rhumatismale devenue chronique. Eh bien! dans l'école de Corvisart, cette doctrine était si peu soupçonnée, que dans ses réflexions sur ce cas, M. Leroux dit, en parlant des lésions du cœur : « *Elles paraissent devoir être attribuées à la profession de tailleur que cet homme avait exercée longtemps !!* »

(2) J'ai rapporté ce fait dans mes *nouvelles recherches sur le rhumatisme articulaire aigu*, etc. Il est donc au nombre de ceux à l'occasion desquels M. Chomel et son collaborateur ont dit : « Nous nous croyons dispensés de » discuter les cas que M. Bouillaud cite d'après autrui. » Ce fait avait déjà été publié par M. le docteur Raciberski, pour prouver la réalité de la terminaison du rhumatisme articulaire par suppuration. Il le tenait de M. Godin, élève de M. Piorry, dans le service duquel la malade avait été placée. M. Piorry avait fait recueillir l'observation avec tous les détails nécessaires. Nous regrettons qu'elle ne soit pas ici plus complète : mais telle qu'elle est, on ne peut la méconnaître pour un véritable exemple de rhumatisme articulaire aigu, terminé par suppuration. On n'oubliera pas que ce rhumatisme articulaire existait avant les accidens consécutifs à l'avortement, et que, d'ailleurs, on ne trouve pas de pus dans les veines utérines ni dans les autres.

(3) M. Cruveilhier le désigne sous le nom d'*inflammation puerpérale des muscles et des synoviales*.

puration. Nous nous contenterons d'en consigner ici les titres. Nous savons bien que la présence du pus dans les articulations chez des sujets tels que ceux dont M. Cruveilhier a rapporté les observations a été considérée par certains auteurs, et notamment M. Chomel, comme un accident auquel le rhumatisme articulaire est étranger. Mais on nous permettra de penser que, dans les cas actuels, l'opinion de M. Cruveilhier qui a observé les malades, doit prévaloir sur celle de M. Chomel (1).

Voici donc sous quels titres M. Cruveilhier a rapporté les trois observations dont il s'agit :

PREMIÈRE OBSERV. *Douleur excessive du pied; articulation tibio-tarsienne et gaines synoviales tendineuses remplies de pus; péritonite puerpérale latente; état ataxique. pus et pseudo-membranes dans la cavité du péritoine; vaisseaux lymphatiques utérins pleins de pus.*

Dans l'observation première, dit M. Cruveilhier, le rhumatisme s'est manifesté en même temps que la péritonite, et ne paraît avoir eu qu'une faible part dans la maladie et dans sa terminaison funeste. Dans les deux autres observations, c'est l'*inflammation articulaire et musculaire* qui a joué le principal rôle.

DEUXIÈME OBSERV. *Foyers de pus dans l'articulation du genou et dans le tissu cellulaire libre de la cuisse et de la jambe; inflammation des vaisseaux lymphatiques utérins passée à l'état chronique ; inflammation communicante des veines iliaque externe et fémorale; pneumonie circonscrite; catarrhe pulmonaire.*

TROISIÈME OBSERV. *Suppuration dans l'articulation du poignet et du carpe ainsi que dans les articulations tarsiennes; cartilages de la plupart de ces articulations disparus sans*

(1) D'autant plus que **M. Cruveilhier** est un des observateurs qui ont étudié, avec un soin particulier, les divers accidens que la phlébite et la lymphangite entraînent à leur suite. Quant à nous, comme on le verra plus loin, nous savons bien qu'il ne faut pas toujours attribuer à un véritable rhumatisme le pus qu'on trouve dans les articulations. Mais nous savons aussi que ce serait tomber dans une erreur non moins grave, que de nier l'existence d'un rhumatisme articulaire chez un individu qui en aurait offert les symptômes caractéristiques, par cela seul qu'on aurait trouvé une phlébite en même temps que du pus dans les articulations. Il faut savoir bien distinguer les cas en médecine. Chez les femmes en couche, l'arthrite rhumatismale, quand elle existe bien réellement a, comme toutes les autres inflammations dont elles peuvent être atteintes, une remarquable tendance à la suppuration. C'est un fait reconnu par tous les bons observateurs,

avoir laissé le moindre résidu; deux abcès dans l'épaisseur de la jambe; un abcès dans l'épaisseur du muscle extenseur commun des doigts; péritonite hypogastrique; inflammation des vaisseaux lymphatiques utérins.

§ II. *Seconde catégorie de cas.*

Quelques uns des cas de cette seconde catégorie présentent un certain nombre de détails ou de circonstances propres à nous éclairer un peu sur l'existence d'un rhumatisme articulaire aigu, chez les individus dans les articulations desquels on a trouvé du pus. Ils servent donc comme de passage entre les précédens et ceux où pour admettre l'existence du rhumatisme articulaire, nous sommes obligés de nous en rapporter à la simple assertion des observateurs.

Voici d'abord deux cas qui me sont propres, tels que je les ai consignés dans mes nouvelles *Recherches sur le rhumatisme articulaire aigu.*

OBS. IX. *Rhumatisme articulaire très aigu. — Pleurésie intercurrente. — Mort. — Véritable pus, mêlé de synovie, dans l'articulation tibioc fémorale droite; articulation tibio-fémoral-gauche, rouge, un peu sèche, avec érosion des condyles du fémur; point de pus; une des deux articulations radio-carpiennes également rouge. — Matière purulente dans la portion de la veine crurale la plus voisine de l'articulation pleine de pus, etc.*

« Le 11 avril 1828, on ouvrit, à l'hôpital de la » Charité, une jeune femme qui avait été affectée » d'un rhumatisme articulaire très aigu, pendant » le cours duquel il survint une pleurésie. (Cette » pleurésie se manifesta peut-être en même temps que » le rhumatisme; mais celui-ci ayant absorbé, sans » doute, toute l'attention du médecin et des assistans, on ne reconnut la pleurésie qu'à l'ouverture » du cadavre.)

» La malade ne passa qu'une quinzaine de jours à » l'hôpital.

» L'articulation tibio fémorale gauche était rouge, » un peu sèche; les condyles du fémur étaient éro» dés : il n'y avait point de pus. L'articulation tibio» fémorale droite était pleine d'un véritable pus » mêlé de synovie; la congestion sanguine était à » peine marquée (dans les derniers jours de son exis» tence, la malade avait cessé de souffrir dans cette » articulation). Une des deux articulations radio» carpiennes était *rouge* comme l'articulation tibio-

» fémorale gauche, et avait été évidemment enflam-
» mée.

» La portion de la veine crurale la plus voisine de
» l'articulation pleine de pus contenait une matière
» purulente, mêlée d'une sanie rougeâtre. Dans
» tout le reste de son étendue, elle était oblitérée,
» ainsi que ses divisions, par du sang concret; en
» plusieurs points, on reconnut une certaine quan-
» tité de pus. Les parois de la veine étaient épais-
» sies, surtout vers le genou. Sa membrane interne
» était d'un rouge violet : la concrétion fibrineuse
» ou fibrino-purulente se détachait facilement.

» L'artère crurale était libre.

» Le nerf qui accompagne ces vaisseaux était plus
» rouge qu'à l'état normal, et nous parut sensible-
» ment plus gros. »

Obs. X. *Rhumatisme articulaire aigu. — Ery-
sipèle phlegmoneux intercurrent. — Mort.
— Synovie trouble, épaisse, offrant l'aspect
du pus, dans plusieurs articulations.—Foyers
de pus sous les tégumens. — Inflammation
des veines.*

Sur les cinq cas de rhumatisme articulaire in-
scrits dans un relevé de notre clinique du 10 mars
au 30 août 1832, il en est un qui fut mortel; voici
une courte note sur ce cas.

L'individu qui succomba fut atteint, pendant son
séjour à l'hôpital, d'un violent érysipèle de l'avant-
bras et de la main gauche, avec fièvre ardente et
accidens cérébraux. Il mourut le quatrième jour
après l'explosion de cette grave complication.

A l'autopsie cadavérique, on trouva plusieurs
énormes foyers de pus sous les tégumens du bras et
de la main, et les veines de ce membre, ainsi que
plusieurs autres, étaient enflammées.

*La plupart des articulations contenaient une
synovie trouble, épaisse, offrant en quelques
points l'aspect du pus.*

Obs. XI. *Douleurs continuelles dans les diverses
articulations. — Mort. — Collection purulente dans l'articulation du poignet droit
avec légère tuméfaction de la tête des os ;
ulcération des surfaces articulaires des os
pisiforme et cunéiforme (1).*

Une femme d'une faible constitution avait pres-

que toujours habité des lieux humides. Elle fut
attaquée de la goutte à 62 ans. Ses dernières années
se passèrent dans des douleurs continuelles qui
parcouraient les diverses articulations. Elle mourut d'une fièvre ataxique. A l'ouverture du corps,
on trouva la difformité ordinaire aux articulations
qui ont été le siége de la goutte. Mais ce qu'il y eut
de plus remarquable, *ce fut une collection de
matière purulente dans l'articulation du poignet droit, une légère tuméfaction des têtes
des os, et une ulcération des surfaces articulaires des os pisiforme et cunéiforme (2).*

Obs. XII. *Douleurs très intenses dans le genou
droit, qui est très gonflé. — Hydrothorax.—
Mort. — Pus dans l'articulation indiquée et
dans l'articulation du tibia avec le péroné. —
Synoviale capsulaire d'un rouge livide, moins
dense et plus facile à détacher que dans l'état
naturel. — Foyers purulens dans les muscles
de la cuisse, etc.*

A l'article rhumatisme musculaire de sa *Noso-
graphie philosophique*, Pinel rapporte l'observation suivante, qui lui fut communiquée (3).

Un cultivateur âgé de quarante ans, qui, dix ans
auparavant, avait éprouvé des douleurs rhumatis-
males dans les membres, se rendit à l'Hôtel-Dieu
avec des douleurs très profondes, très intenses, dans
le genou droit, qui était très gonflé, sans aucun
changement marqué de la couleur des tégumens (le
malade avait d'ailleurs un hydrothorax à la suite
d'une affection chronique du poumon). Le sixième
jour, augmentation de la douleur, gonflement de la
cuisse et de la jambe, et le lendemain difficulté
extrême de respirer, prostration des forces et la
mort.

Autopsie cadavérique. Depuis l'aine jusqu'au
genou du membre affecté, entre le muscle droit
antérieur et le crural, foyer purulent, ainsi qu'entre
le triceps crural et le fémur. Tous les autres inter-
stices musculaires offraient des foyers purulens plus

---

(1) Cette observation est extraite de la *Médecine clinique* de Pinel (*page* 321, 3e *édit.*) M. Chomel et son collaborateur n'en avaient sans doute pas connaissance, ou
bien ils auront cru devoir se dispenser de la discuter.
Cette observation a été rapportée par Pinel comme un
exemple de ses phlegmasies des tissus fibreux et synovial,
comprenant le rhumatisme articulaire et la goutte. Il y
aurait eu peut être à examiner si ce cas appartenait à la
forme aiguë ou à la forme chronique.

(2) Cette observation est sans doute bien défectueuse
sous plusieurs rapports ; mais enfin, Pinel aurait dû
en tenir quelque compte dans la description générale
qu'il a donnée ailleurs (*Nosogr. philos.*, t. 2, 6e édit.) du
rhumatisme fibreux et synovial, et ne pas affirmer là que
ce rhumatisme ne *se termine jamais par suppuration.*

(3) Elle a été rapportée par M. Chomel et son collaborateur dans leur article sur les rhumatismes musculaires.
Comme elle nous a paru appartenir à la fois et au *rhumatisme musculaire* et au *rhumatisme articulaire*, nous
avons cru bien faire en la consignant ici.

ou moins étendus, avec une communication libre entre eux par la destruction du tissu cellulaire. Le corps des muscles indiqués ci-dessus contenait des foyers plus grands que ceux qui étaient distribués dans les faisceaux charnus, dont les uns étaient déchirés, et les autres écartés et d'un rouge très vif, en sorte qu'on remarquait une espèce d'infiltration presque totale de ces muscles divisés en petits foyers. Les aponévroses et les tendons étaient intacts; mais les tendons des muscles de la cuisse qui s'insèrent au tibia offraient au-dessous d'eux divers foyers purulens qui communiquaient entre eux et avec la cuisse; deux s'ouvraient dans l'articulation (1) : l'intérieur de cette dernière était rempli d'une matière purulente plus liquide que celle qu'on avait trouvée dans la cuisse, de couleur grisâtre et semblable à un mélange de synovie et de pus des muscles. La membrane synoviale, peu altérée sur les surfaces articulaires, était d'un rouge livide dans la portion qui tapisse la capsule fibreuse et au pourtour des surfaces articulaires; dans ces mêmes endroits, elle était plus épaisse, moins dense et plus facile à détacher que dans l'état ordinaire (2). Il en était de même de l'articulation du tibia avec le péroné : la matière purulente renfermée dans les muscles était consistante, sans odeur marquée; sa couleur était variée, grise, jaunâtre, rouillée, etc.; dans un endroit, on ne trouvait que du sang noir. L'autopsie d'ailleurs confirma l'hydrothorax qui avait été indiqué par le caractère particulier des symptômes.

Nota. Il n'est point question de l'état du cœur.

Obs. XIIIe, XIVe et XVe. J'ai entendu dire à M. le professeur Moreau qu'à l'époque où il était interne à l'Hôtel-Dieu il avait trouvé dans les articulations d'un sujet mort de rhumatisme, du pus véritable, semblable à celui d'un phlegmon.

Dans une leçon de M. Piorry, publiée par la *Lancette française* (2 février 1833), on lit ce qui suit :
« Fauchier a rapporté une observation où un rhu-
» matisme du coude et du genou se termina par
» suppuration. M. Piorry a montré aux élèves l'ar-
» ticulation scapulo-humérale pleine de pus chez
» une femme qui avait été atteinte d'un rhumatisme
» de cette articulation. »

Dans le concours pour l'agrégation de 1835, un des compétiteurs cita le cas d'un rhumatisme articulaire aigu terminé par la mort, dans le service de M. Husson; on trouva du pus dans la plupart des articulations, et entre autres dans celle de l'atlas avec l'axis (3).

ARTICLE SECOND.

Discussion des argumens de quelques auteurs modernes qui n'admettent pas que le rhumatisme articulaire puisse se terminer par suppuration (4).

Les faits contenus dans le précédent article semblent au premier abord rendre tout à fait superflue la discussion qui constitue le sujet du présent article. En effet, de toutes les discussions en pareille matière, la plus décisive, n'est-ce pas de montrer du pus dans les articulations d'individus atteints de rhumatisme articulaire, de même que pour prouver le

---

(1) La rédaction de cette observation pèche beaucoup, et la description elle-même laisse quelque chose à désirer. Est-il bien certain que deux foyers s'ouvraient dans l'articulation ? S'il en était ainsi, le pus trouvé dans cette articulation ne s'y serait pas formé, ou du moins ne s'y serait formé qu'en partie. Dans le cas de non ouverture des foyers dans l'articulation, le pus de celle-ci serait une preuve de son inflammation.

(2) D'après ces détails, on ne peut guère révoquer en doute l'existence d'une inflammation idiopathique de la synoviale.

Cette opinion paraît être celle de M. Chomel lui-même, lequel, après avoir rapporté ce même fait dans sa dissertation inaugurale, ajoute : « N'est-il pas naturel de penser que le premier abcès a été formé plutôt dans la capsule synoviale, où de semblables désordres ont été souvent observés, que dans le tissu même des muscles, qui jamais ne les ont offerts ? »

(3) Il est assez curieux de rapprocher des faits précédens, les trois suivans cités par M. Chomel dans sa *dissertation sur le rhumatisme* (1813). « Chez un malade qui succomba à l'hôpital de la Charité, les deux articulations scapulo humérales avaient été affectées successivement de douleurs vives et de gonflement; chez deux autres observés à l'Hôtel-Dieu, *toutes les articulations mobiles devinrent douloureuses et tuméfiées avec impossibilité d'exécuter les mouvemens; on trouva après la mort, chez tous les malades, les synoviales enflammées, et des épanchemens purulens dans les cavités articulaires.* »

(4) Stoll et Tissot ont placé la suppuration au nombre des terminaisons du rhumatisme. Il est vrai que ces auteurs ne disent pas toujours précisément s'il s'agit du rhumatisme articulaire ou du rhumatisme musculaire. Toutefois, l'article suivant du premier de ces observateurs prouve bien qu'il a voulu parler du rhumatisme articulaire.

« Chez quelques malades , dit-il , les rhumatismes » après les avoir fait souffrir long-temps, *se tournèrent* » *en suppuration*. Ces fluxions faisaient pousser des cris » au malade lorsqu'on le touchait avec le doigt , même » très légèrement. Je traitai deux jeunes filles, dont l'une » eut la *main* et l'autre le *pied* affectés d'un pareil rhu- » matisme. Mes soins , quoique très multipliés et diversi- » fiés, ne purent l'emporter sur le caractère opiniâtre de » la maladie. » (*Méd. pratiq.*, t. III, *pag.* 241 *et suiv.*)

Ainsi que nous l'avons dit dans une note précédente, Pinel n'admettait pas que le rhumatisme articulaire pût se terminer par suppuration, et cependant dans sa *Médecine clinique*, il rapporte un exemple de cette terminaison Obs. XI.)

mouvement à ceux qui le nient, le sage ne trouve rien de mieux à faire que de marcher? Or, si parmi les 15 cas de suppuration articulaire que nous avons rapportés, un seul est bien relatif à la maladie que nous venons de nommer, la question est jugée. Voyons cependant comment M. Chomel et son collaborateur, ces véritables représentans de l'opinion de ceux qui n'admettent pas la terminaison du rhumatisme articulai par suppuration, répondent aux faits qu'on leur oppose. Voici leur argumentation (pages 25, et suivantes) :

« Le rhumatisme articulaire peut-il se terminer » quelquefois par suppuration ? Répétons encore » ici qu'il\est fort rare qu'un individu succombe » dans le cours du rhumatisme articulaire aigu. » Donc, les faits nécroscopiques, propres à résoudre » la question en litige, ne peuvent se présenter » qu'en très petit nombre, même sur le plus vaste » théâtre d'observation. » Après avoir qu'on dit avait, dans certains cas, trouvé du pus dans les articulations, on poursuit ainsi : « Mais, en vérité, » dans les divers faits de cette sorte, ne peut-on, » ne doit-on même pas voir autre chose que du » rhumatisme ? Ce doute aurait pu passer pour té- » méraire et bizarre, il y a quelques années ; mais » depuis un certain temps, l'anatomie pathologique » a, d'après l'évidence de faits positifs et nombreux, » définitivement reconnu la réalité des métastases » purulentes (1). Il y a quinze ou vingt ans, au » contraire, sous le règne de la physiologie toute » solidiste des Pinel et des Bichat, *toute trace* » *de pathologie humorale était honnie et con-* » *spuée* (2). C'est M. Chomel qui, le premier, dans » son *Traité de pathologie générale*, prit par » ti pour l'humorisme (3)......

» Il est aujourd'hui reconnu et avéré qu'à la

» suite des plaies considérables, après de grandes » opérations, la suppuration venant à se tarir, il » se forme des abcès dans divers organes intérieurs » (4), et particulièrement dans les organes d'hé- » matose, comme le foie et les poumons (5); et » que ces abcès doivent être attribués à une mé- » tastase purulente, soit que le pus tout entier ait » été apporté de la surface suppurante, soit plu- » tôt qu'une seule parcelle de pus résorbé ait dé- » veloppé par inflammation un foyer purulent au- » tour du point où elle aura été déposée (6). » Hé bien, on a trouvé aussi du pus dans l'intérieur » des articulations, à la suite de blessures, et » après l'accouchement, qui est une vraie déchi- » rure de l'utérus et autres parties génitales de la » femme. Mais ces collections purulentes intra-ar- » ticulaires s'étaient formées, pour la plupart, sans » douleur, sans raideur de l'articulation. Etait-ce » donc là un rhumatisme (7) ? Rhumatisme et ab- » sence de douleur, n'y a-t-il pas contradiction ab- » solue entre ces deux termes ? D'autres fois, il » est vrai, l'articulation qui contenait du pus a été » douloureuse, et on a été en quelque sorte fondé » à qualifier la maladie de rhumatisme. Mais est- » ce à dire que toute douleur articulaire, sans ex- » ception, soit due au rhumatisme (8) ?

« Ce n'est pas, comme des adversaires hautains et ' » dédaigneux de notre opinion pourraient feindre de » le croire, ce n'est pas, dis-je, faute d'avoir lu dans » les auteurs beaucoup de cas semblables, ni faute » d'en avoir vu de nos propres yeux, que nous re- » jetions hors de la sphère du rhumatisme les abcès

(1) Pour être exact dans les termes, il aurait fallu dire ici *l'anatomie et la physiologie pathologiques*. En effet, l'anatomie pathologique pure, qui est une science descriptive, ne s'occupe pas plus des *métastases* que l'anatomie pure ne traite de l'absorption, de la circulation, de l'exhalation, fonctions dont la théorie des *métastases* suppose une parfaite connaissance. Ajoutons qu'il n'y a rien de définitif encore sur la grande question des métastases purulentes. Les meilleurs et les plus sages esprits sont encore partagés à cet égard, et ce n'est pas par des assertions gratuites, mais par de nouveaux faits bien observés, qu'on résoudra toutes les graves difficultés d'un pareil problème.

(2) Quoi ! *toute trace de pathologie humorale était honnie et conspuée* sous le règne de la physiologie de ce grand Bichat, qui avait proclamé que *toute doctrine exclusive* **D'HUMORISME OU DE SOLIDISME EST UN CONTRESENS PATHOLOGIQUE** !

(3) M. Chomel a dû, je pense, être un peu surpris de se voir ainsi considéré comme le premier qui prit parti pour l'humorisme.

(4) Il n'est pas absolument nécessaire pour cela que la suppuration vienne à se tarir.

(5) Il n'est pas encore démontré que le foie soit un organe d'hématose.

(6) On aurait pu ajouter : Soit que les deux choses aient eu lieu en même temps, soit aussi que sans déposition aucune de véritable pus, mais par suite de l'infection purulente, il y ait dans les organes indiqués et dans d'autres tendance à la production et production réelle de phlegmasies purulentes. Quoi qu'il en soit, on voit par tout cela que la théorie exacte des faits incontestables et souvent observés dont il s'agit n'est pas encore pleinement satisfaisante.

(7) Non, certes, quand les choses se passent ainsi. Voilà pourquoi nul observateur un peu exercé n'a eu l'idée de trouver dans ces faits la preuve que le rhumatisme se termine par suppuration. Évidemment, *on se bat ici contre des moulins à vent.*

(8) Non, sans doute. Mais pourquoi se débattre ainsi contre des ennemis imaginaires ! Est-ce qu'il a jamais existé quelque observateur assez dépourvu de bon sens pour dire que toute douleur articulaire est due à un rhumatisme? S'il n'en a jamais existé, pourquoi s'en occuper, et s'il en eût réellement existé, ne serait-ce pas faire trop d'honneur à un pareil logicien que de lui répondre ?

» articulaires (1). Souvent, sans attendre l'autopsie,
» et sur le vivant même (2), nous avons pu faire la
» distinction ; nous avons pu diagnostiquer l'abcès
» articulaire sous la bénigne apparence du rhuma-
» tisme, et fonder sur ce diagnostic un pronostic
» mortel. A l'époque même où ces leçons étaient ora-
» lement professées à l'Hôtel-Dieu, M. Chomel avait
» même l'occasion de joindre l'exemple à la théorie.
» Voici le fait en peu de mots : Un homme se pré-
» senta à la clinique avec un genou gonflé et légère-
» ment douloureux, et avec les signes évidens d'un
» épanchement dans la cavité articulaire. Etait-ce
» là une simple supersécrétion de synovie ? une
» hydarthrose ? Ce qui fit, en premier lieu, soup-
» çonner autre chose, c'est qu'en même temps il
» existait vers le poignet un abcès consécutivement
» survenu. Puis, le malade pressé de questions
» finit par déclarer que l'affection du genou s'était
» développée à la suite d'un coup de pied de cheval
» qu'il avait reçu à la jambe ; ce qu'il avait d'abord
» dissimulé ou du moins négligé de signaler. Bref,
» d'après ces circonstances, et quelques autres en-
» core, M. Chomel soupçonna que la tumeur du
» genou était formée par une collection purulente,
» et que l'abcès du poignet était métastatique, et dû à
» la résorption du pus ; il porta donc le pronostic le
» plus sinistre. En effet, les symptômes ne tardèrent
» pas à s'aggraver ; il se forma des abcès en plu-
» sieurs autres points du corps, et le malade suc-
» comba. L'autopsie montra que le point de départ
» de la maladie avait été une phlébite dans le
» membre qui avait reçu le coup ; une branche de
» la veine poplitée s'était enflammée, et l'inflamma-
» tion, bien et dûment caractérisée par la présence
» du pus et des pseudo-membranes, s'était propagée
» jusqu'à la veine poplitée elle-même.

» En vérité, si un fait pareil eût pu être pris au
» début pour un cas de rhumatisme, la marche
» ultérieure de la maladie, et surtout l'autopsie,
» auraient dû, à notre avis, révéler l'erreur de
» diagnostic (3).

« Au surplus, nous ne refusons pas d'admettre pu-

(1) Aussi les adversaires de votre opinion (qu'ils soient hautains et dédaigneux, ou qu'ils ne le soient pas) ne vous reprochent-ils point d'ignorer ces cas ; ce qu'ils vous reprochent, c'est de ne pas connaître, ou, qui pis est, de nier un certain nombre de cas dans lesquels un *véritable* rhumatisme articulaire aigu s'est terminé par un épanchement purulent.
(2) Cette addition était bien superflue pour tout lec-teur un peu intelligent.
(3) Voilà qui est très juste, si le cas dont il s'agit a été bien observé ; et pour prouver de la manière la plus pé-remptoire à M. Chomel et à son collaborateur que les

» rement et simplement une arthrite non rhumatis-
» male, inflammation franche et primitive des ar-
» ticulations, et, comme telle, susceptible de se ter-
» miner par suppuration. Dans cette affection, les

faits qui nous ont convaincu de la réalité de la terminaison du rhumatisme par suppuration sont bien dif-
férens de celui qui vient d'être brièvement relaté, nous
les prions de vouloir bien jeter un coup d'œil sur le cas
suivant que nous avons recueilli avec de grands détails,
mais que nous ne consignerons ici qu'en abrégé.

Un homme de 38 ans était malade depuis six jours,
lorsqu'il fut admis dans notre service, le 1 juin 1837. Il
offrit ce jour-là et les suivans, des phénomènes ty-
phoïdes assez prononcés pour que plusieurs des personnes qui suivaient la clinique fussent disposées à re-
connaître une fièvre typhoïde proprement dite (éblouis-
semens, stupeur profonde, sudamina, huit taches ty-
phoïdes lenticulaires, puis des pustules livides, haleine
fétide, langue sèche, fuligineuse, fièvre très vive, etc.)
Tel ne fut pas notre avis, pour des raisons qu'il n'est pas
ici le lieu d'exposer avec détail, mais dont la principale
était l'absence de phénomènes locaux notables du côté
de l'intestin grêle.

*Il existait de la douleur, de la tension, de la rougeur,
autour de l'articulation tibio-tarsienne gauche, laquelle
était de 6 à 7 lignes plus volumineuse que la droite ; le
bras droit, quelques jours après, était douloureux depuis
le coude jusqu'à l'épaule.*

Les accidens généraux s'aggravèrent de plus en plus,
et le malade succomba le douzième jour après son
entrée.

*Autopsie cadavérique, 13 heures après la mort. — Pus
jaune et homogène, profondément placé dans l'espace qui
sépare le tibia et le péroné à leur partie inférieure, ainsi
que dans l'articulation tibio-tarsienne elle-même. Les veines
de la jambe n'en contiennent pas. Pus jaunâtre et un peu
gélatineux dans la coulisse du tendon du biceps brachial
droit, ainsi que dans l'articulation scapulo-humérale du
même côté. Veine axillaire droite, et veines situées au-de-
vant de l'articulation épaissies, contenant des caillots fibrineux, etc., etc.*

Pendant la vie du malade, il ne nous vint jamais à
l'idée qu'il fût atteint d'un *rhumatisme articulaire* ;
on se contenta d'écrire sur la feuille de diagnostic :
Fièvre inflammatoire avec appareil typhoïde, et dans
les considérations dont ce malade fut l'objet à la clinique, j'insistai sur la différence qui existait entre ce
cas et ceux où l'appareil typhoïde se liait à une phlegmasie des plaques de Peyer, annonçant que probablement
il existait chez notre malade quelque inflammation des
veines ou des foyers de suppuration, avec infection du
sang.

L'ouverture du corps confirma nos conjectures, et
après cette ouverture moins encore que pendant la vie
nous fûmes disposé à prononcer le nom de rhumatisme
articulaire, bien que nous eussions trouvé du pus dans
deux articulations.

Je termine en notant que les plaques de Peyer étaient
intactes chez ce malade.

Malgré tout le soin avec lequel nous l'interrogeâmes,
et les informations que nous fîmes prendre auprès
des personnes qui le connaissaient, nous n'apprîmes
rien de certain sur les causes de sa maladie.

Ce cas n'est pas le seul, il s'en faut, dans lequel nous
ayons trouvé du pus à l'intérieur de certaines articulations, chez des individus atteints de maladie autre qu'un
rhumatisme articulaire aigu, et spécialement chez ceux
atteints de cette phlébite disséminée à l'étude de laquelle
nous avons consacré de longues années. Cette coïncidence nous était si bien connue, que dans un cas d'une

» phénomènes inflammatoires, une fois développés » dans une ou deux articulations, ne s'en déplacent » pas brusquement, mais y parcourent toutes leurs » périodes. L'appareil fébrile a beaucoup plus d'in- » tensité que dans le rhumatisme. Quand le rhuma- » tisme n'a envahi qu'une ou deux articulations, il » n'y a que peu ou point de fièvre : ici, au contraire, » n'y eût-il qu'une seule articulation prise, la » réaction générale est très vive (1). *Fixité de la* » *douleur et fièvre intense, voilà les signes ca-* » *ractéristiques de cette arthrite franchement* » *inflammatoire et purulente* (2).

» Mais nous n'admettons pas que le rhumatisme » articulaire puisse, à lui seul, déterminer la pro-

---

pareille maladie, publié dans notre *Traité clinique des maladies du coeur* (Obs. 41), nous terminions les longs détails de l'ouverture à laquelle assistaient MM. Rullier, Reynaud, Littré, Thouret, Dalmas, Hervez de Chégoin, etc., par le *nota* suivant : «L'attention avec laquelle nous examinâmes les nombreuses lésions qui viennent d'être décrites nous fit oublier d'ouvrir les articulations où *nous soupçonnions du pus.*» (Qu'on sache bien qu'il ne s'agissait point d'un cas de rhumatisme articulaire.)

(1) Pour qu'on ne pût trouver aucune trace d'hyperbole ici, il eût été bien d'indiquer le volume de l'articulation. Une seule articulation des phalanges, par exemple, étant prise comme on le suppose ici, la *réaction générale* serait-elle nécessairement très vive ?

(2) Pour plus de clarté, **M.** Chomel et son collaborateur auraient bien dû nous dire s'il s'agit d'une arthrite par cause *traumatique,* ou d'une arthrite produite par une autre cause, ou *spontanée*, comme le dirait encore **M.** Chomel. S'il s'agit d'une arthrite de cause *traumatique,* il est bien clair qu'elle n'est pas d'origine ou de cause rhumatismale. Mais s'il est, au contraire, question d'une arthrite non traumatique, **M.** Chomel et son collaborateur, encore une fois, ne nous offrent ici aucune donnée propre à déterminer quelle est cette arthrite non rhumatismale dont ils parlent. Jusqu'à plus amples éclaircissemens, et si l'on veut que je me serve d'une formule connue, jusqu'à plus ample informé, qu'il nous soit donc permis de rester dans un doute *philosophique* sur l'espèce particulière d'arthrite dont il s'agit. Ce que l'observation la plus attentive me permet d'avancer, c'est que j'ai vu des rhumatismes articulaires *partiels et fixes* occupant une ou deux articulations volumineuses, telles que les genoux, par exemple, mais de véritables rhumatismes, offrir les caractères qu'on assigne ici à une arthrite non rhumatismale, savoir, *fixité de la douleur et fièvre intense.* Ces deux particularités ne suffisent donc pas pour caractériser indubitablement une arthrite non rhumatismale capable de se terminer par suppuration.

Notez bien qu'en ceci je suis d'accord avec Stoll, lequel, en parlant des rhumatismes qui se tournèrent en suppuration, cite deux cas dans lesquels la maladie s'était fixée opiniâtrément sur la *main* ou sur le *pied*. Ainsi le rhumatisme avait été *fixe et partiel*. Mais il y a plus : c'est qu'ici **M.** Chomel se trouve en contradiction avec ce qu'il avait dit en 1813. En effet, dans un passage de son *Essai sur le rhumatisme*, après avoir rapporté les trois cas d'inflammation suppuratoire des synoviales ou *d'arthrite purulente généralisée* que nous avons cités plus haut, il s'exprime ainsi : *L'inflammation simultanée ou successive de plusieurs ou de toutes les membranes synoviales semble à la vérité rapprocher cette affection du rhumatisme,*

» duction d'un abcès (3). Dans l'état actuel de la » science, il n'y a pas, que nous sachions, de fait » authentique et probant qui démente et condamne » notre manière de voir. M. Bouillaud, qui traite » *si cavalièrement* cette opinion de M. Chomel, » n'a pourtant *déterré* de ses cahiers d'observations » que deux cas, qui ne nous paraissent rien moins » que convaincans (4).

« La symptomatologie du premier cas n'est pas » donnée : il n'y a que l'autopsie cadavérique, la- » quelle montre du pus dans les articulations, et, » de plus, une *phlébite* (remarquons bien cela). Or, » que prouve une autopsie sans une histoire dé- » taillée de la maladie ? Rien, sinon la possibilité de » la lésion trouvée, ce qui n'est pas en question. »

A cette analyse et à cette discussion du premier cas, je répondrai ainsi qu'il suit : Assurément, ce cas serait plus concluant, s'il eût été rapporté dans tous ses détails. Mais c'est aller un peu trop loin, quand on affirme qu'il ne prouve rien, *sinon la possibilité de la lésion trouvée*. Examinons, en effet, ce cas, en toute bonne foi. Il est expressément dit que la femme dans les articulations de laquelle on trouva du pus, *avait été affectée d'un rhumatisme articulaire très aigu*, et que vers les derniers jours de son existence, la malade avait cessé de souffrir dans l'une des articulations où l'on rencontra du pus. Or, en l'absence des détails symptomatologiques, comment admettre ici la réalité d'un rhumatisme articulaire aigu, sinon d'après la déclaration des personnes compétentes, qui avaient observé la malade ? Hé bien! je dois ajouter que le diagnostic avait été porté par MM. Lerminier, et Reynaud, alors interne de ce praticien distingué. Voilà d'a-

---

et l'éloigner des phlegmasies des membranes séreuses; mais quand on se livre aux recherches d'anatomie pathologique, ne rencontre-t-on pas plusieurs membranes enflammées à la fois, et notamment les deux plèvres et le péricarde ? J'en ai vu même des traces manifestes dans les trois grandes cavités splanchniques. » (*Leçons sur le rhumatisme*, p. 450-51.) Ce passage prouve *clairement* que, d'après **M.** Chomel, une *arthrite franchement inflammatoire* et terminée par suppuration dans certains cas où les douleurs articulaires, au lieu d'être *fixes* ont été *vagues*, et ont parcouru successivement diverses articulations, comme dans plusieurs des observations que nous avons rapportées dans notre premier article.

(3) La véritable question n'est pas de savoir si vous admettez ou non que le rhumatisme articulaire puisse, à lui seul, déterminer la production d'un abcès. Ce qu'il importe de savoir, c'est si cette terminaison est prouvée ou infirmée par l'observation *exacte*.

(4) Peu habitué au langage dont le collaborateur de **M.** Chomel se sert à mon égard, je lui déclare que je ne comprends pas trop ce qu'il entend par le mot *cavalièrement.* C'est la première fois que je vois figurer cette expression à l'occasion d'une discussion vraiment] scientifique

près quelles autorités j'ai, pour mon compte, admis l'existence d'un rhumatisme articulaire aigu dans ce cas, car je n'avais point vu la malade, et n'assistai qu'à l'ouverture de son corps. On fait remarquer, d'une manière spéciale, la coïncidence d'une phlébite, comme pour insinuer que dans ce cas le pus trouvé dans les articulations était l'effet de cette phlébite et non celui d'une arthrite rhumatismale; mais le cas en question fut précisément recueilli à une époque (1828) où je m'occupais spécialement de l'étude de la phlébite, étude à laquelle s'appliquaient aussi tant d'autres de me samis et condisciples, M. Reynaud, entr'autres, dans le service duquel la malade avait été placée. Nous savions tous alors parfaitement distinguer le véritable rhumatisme articulaire aigu des affections articulaires consécutives à la phlébite, et bien certainement le cas dont il s'agit n'eût pas été rapporté au rhumatisme articulaire aigu par M. Reynaud, s'il n'avait présenté les caractères incontestables de cette maladie. Au reste, à l'époque où nous sommes, je ne connais que M. Chomel et son collaborateur qui puissent ignorer qu'il n'est pas rare de voir survenir une phlébite dans le cours d'un violent rhumatisme articulaire aigu *bien diagnostiqué*.

Passons à l'analyse du second cas.

« Dans le second cas, disent nos adversaires, la » mort survint par suite d'un érysipèle phlegmo- » neux, avec fièvre ardente et accidens cérébraux. » A l'autopsie, *énormes foyers de pus* dans les » tégumens, PHLÉBITE, et, dans la plupart des arti- » culations, *synovie ayant l'aspect du pus*. » Mais n'est-ce donc pas là un cas bien évident » d'infection purulente ? »

Mais MM. Chomel et son collaborateur pensent-ils que je me sois livré si long-temps, et d'une manière si attentive, à l'étude de cette infection, sans savoir la distinguer d'un véritable rhumatisme articulaire aigu ? Le rhumatisme articulaire aigu existait, dans ce cas, avec tous ses caractères les plus tranchés, lorsqu'éclatèrent l'érysipèle et la phlébite à la suite desquels le malade ne tarda pas à succomber.

Si M. Chomel et son collaborateur, un peu moins sévères, se fussent contentés de considérer comme n'étant pas suffisamment convaincans les deux cas cités, nous aurions approuvé, jusqu'à un certain point, leur réserve, leur esprit de circonspection; car nous aussi nous aimons les doctrines qui reposent sur des observations bien *exactes*. Mais, quand il s'agit de cas qu'on n'a point observés soi-même, faire justice avec tant de légèreté et d'un ton si

tranchant d'une opinion que nous n'avions point émise sans avoir mûrement pesé les principales circonstances des cas en question, voilà ce qui nous a paru aussi peu équitable que peu philosophique.

Quoi qu'il en soit, après avoir jugé ainsi qu'on vient de le voir les deux cas précédens, qui nous étaient propres, M. Chomel et son collaborateur ajoutent : « Nous nous croyons dispensés, après cela, » de discuter les cas que M. Bouillaud cite d'après » autrui, et qui, d'ailleurs, ne paraissent pas aussi » décisifs qu'il le croit. »

C'est là, sans contredit, un procédé aussi commode qu'expéditif pour trancher les questions les plus graves et les plus difficiles à résoudre. Mais je doute qu'un pareil procédé puisse jamais être adopté par quiconque recherche sérieusement et laborieusement la vérité, sans s'inquiéter beaucoup de savoir si ces recherches confirmeront ou renverseront les opinions qu'on peut avoir autrefois adoptées. On ne doit jamais se dispenser de discuter des faits exposés avec bonne foi, et recueillis par des observateurs dont les noms ne sont pas dépourvus de toute autorité, puisqu'on y trouve ceux des Pinel, des Corvisart et Leroux, de MM. Cruveilhier, Moreau, Piorry, etc.

Mais si M. Chomel devait, dans l intérêt bien entendu de la science et de la vérité, discuter les cas recueillis par *autrui*, à plus forte raison ne pouvait-il se dispenser de discuter un cas de rhumatisme articulaire aigu dont il avait été témoin, puisqu'il a été recueilli dans son service, et qui s'était terminé par l'épanchement *d'une synovie épaisse, jaunâtre, trouble, semblable au fluide spermatique* (1).

M. Chomel et son collaborateur diront, peut-être, qu'il ne s'agit pas ici le moins du monde de terminaison par un épanchement de pus ou d'une synovie purulente. J'avoue que, en effet, on n'y trouve pas les mots de synovie purulente. Mais il me semble que de la *synovie purulente* à la synovie *trouble, épaisse, semblable au fluide spermatique*, il n'y a pas aussi loin que pourraient le croire M. Chomel et son collaborateur. D'un autre côté, pourquoi M. Chomel et son collaborateur se sont-ils dispensés de discuter les cas consignés dans la dissertation inaugurale du premier de ces auteurs, et que je vais rappeler ici, bien que je les aie déjà placés dans une précédente note ?

« Chez un malade qui succomba à l'hôpital de

____

(1) Ce cas a été publié en 1830 dans le *Journal complémentaire des sciences médicales*. (*Voy.* Observation 1ʳᵉ rapportée plus haut.]

» la Charité, les deux articulations scapulo-humé-
» rales avaient été affectées *successivement de*
» *douleurs vives et de gonflement;* chez deux
» autres observés à l'Hôtel-Dieu, *toutes les arti-*
» *culations mobiles devinrent douloureuses et*
» *tuméfiées, avec impossibilité d'exécuter les*
» *mouvemens; on trouva après la mort, chez*
» *tous ces malades, les synoviales enflammées,*
» *et des épanchemens purulens dans les cavités*
» *articulaires.* » (ESSAI SUR LE RHUMATISME,
p. 14. — 1813.)

Quelque incomplets qu'ils puissent être, il était
d'autant plus important de discuter attentivement
ces faits, qu'ils ne paraissent point rentrer ni dans
la catégorie de ces cas *où l'on a trouvé du pus*
dans l'intérieur des articulations, à la suite
de blessures, et après l'accouchement, col-
lections purulentes intra-articulaires for-
mées, pour la plupart, sans douleur, sans
raideur de l'articulation, ni dans la catégorie
de ceux où *les phénomènes d'une arthrite non*
rhumatismale, une fois développés dans UNE
OU DEUX ARTICULATIONS *ne s'en déplacent pas*
brusquement, etc. En effet, dans les deux cas de
l'Hôtel-Dieu, *toutes les articulations mobiles*
devinrent douloureuses et tuméfiées, avec
impossibilité d'exécuter les mouvemens.

C'est à ce qu'on vient de lire que se réduit l'argumentation de M. Chomel et de son collaborateur
contre l'opinion de ceux qui admettent la suppuration parmi les terminaisons dont le rhumatisme
articulaire aigu est susceptible. Ils s'étaient engagés
à examiner sérieusement ce point d'anatomie
pathologique (ouv. cité, p. 252). Or, après avoir
cru faire suffisante justice des deux cas que *j'avais*
déterrés (c'est leur expression) *de mes cahiers*
d'observations, après avoir contesté à ces cas le
titre de rhumatisme articulaire, sous prétexte que
dans l'un la symptomatologie n'était pas donnée,

qu'il y avait PHLÉBITE en même que suppuration
dans les articulations, et que dans l'autre il y avait
d'énormes foyers de pus dans les tégumens,
PHLÉBITE, infection purulente, en même temps
que de la synovie ayant l'aspect du pus; après avoir
ainsi discuté ces deux cas, M. Chomel et son collaborateur se CROIENT *dispensés, après cela, de dis-*
cuter les cas que M. Bouillaud cite d'après au-
trui, et qui d'ailleurs ne paraissent pas aussi
décisifs qu'il le CROIT. Certes, si c'est là ce qu'ils
appellent *examiner sérieusement un point* si
important *d'anatomie* pathologique, comment s'y
seraient-ils pris, s'ils avaient voulu l'examiner *lé-*
gèrement?

Ces dernières réflexions, les notes que nous avons
consacrées à la réfutation des principales assertions
de M. Chomel et de son collaborateur, et surtout les
observations contenues dans notre premier article,
celles de la première catégorie en particulier, en
voilà bien assez pour répondre à l'opinion aujour-
d'hui plus que gratuite de ces auteurs.

Avant de terminer, nous exprimerons cependant
encore le regret que plusieurs de nos observations
ne soient pas plus détaillées, et que leur nombre
total ne soit pas plus considérable. Il est vraisem-
blable que ce nombre eût été plus élevé si, comme
l'un des auteurs que nous venons de citer, nous
eussions pu *scruter de nous-mêmes et de nos*
propres yeux la plupart des auteurs tant an-
ciens que modernes qui ont traité du rhuma-
tisme et de la goutte; chercher dans les recueils
périodiques relatifs à notre sujet, et si, par
dessus tout cela, M. Chomel eût mis à notre
disposition tous ses manuscrits sur le rhuma-
tisme, toutes les observations qu'il avait ras-
semblées, tous les extraits qu'il avait faits de
divers auteurs, toutes les pensées qu'il avait
jetées sur le papier à propos de cette maladie.
(OUV. CITÉ *préf.* p. VII.)